Sitzungsberichte
der
Heidelberger Akademie der Wissenschaften
Stiftung Heinrich Lanz
Mathematisch-naturwissenschaftliche Klasse.

* *Im Verlag von Carl Winters Universitätsbuchhandlung in Heidelberg erschienen:*

Abteilung A. Mathematisch-physikalische Wissenschaften.

Jahrgang 1921.

1. FRANZEN, H. Über die chem. Bestandteile grüner Pflanzen. **12.** Mitteilung: Über die flüchtigen Bestandteile der Eichenblätter.
2. KÖNIGSBERGER, L. Über partielle Differentialgleichungen erster Ordnung.
3. HEFFTER, L., und W. STOLLENWERK. Über Scharen gleichberechtigter Koordinatensysteme. Mit 3 Textabbildungen.
4. PERRON, OSKAR. Über die Approximation irrationaler Zahlen durch rationale. I.
5. LIEBMANN, HEINRICH. Der geometrische Aufbau der Bäcklundschen Transformation.
6. EISENHUT, O. Über Kathodenstrahlintensitätsmessung durch feste Kondensatoren.
7. KÖNIGSBERGER, LEO: Über vollständige Integrale partieller Differentialgleichungen erster Ordnung.
8. PERRON, OSKAR. Über die Approximation irrationaler Zahlen durch rationale. II.
9. LIEBMANN, HEINRICH. Flächen mit einer vorgeschriebenen Schar geodätischer Parallelkurven.
10. BALDUS, RICHARD. Über die Flächen, welche die Strahlen eines Bündels unter festem Winkel schneiden.
11. KÖNIGSBERGER, LEO. Die Erweiterung des Helmholtzschen Princips von der verborgenen Bewegung und den unvollständigen Problemen auf kinetische Potentiale beliebiger Ordnung.

Abteilung B. Biologische Wissenschaften.

Jahrgang 1921.

1. KOSSEL, A. Über die Beziehungen der Biochemie zu den morphologischen Wissenschaften.

PREISE WERDEN AUF ANFRAGE MITGETEILT

---

* Bestellungen auf solche Veröffentlichungen der math.-naturw. Klasse, welche früher im Verlag von Carl Winters Universitätsbuchhandlung in Heidelberg erschienen sind, nimmt auch der Verlag Walter de Gruyter & Co., Berlin, entgegen.

Sitzungsberichte
der Heidelberger Akademie der Wissenschaften
Stiftung Heinrich Lanz

Mathematisch-naturwissenschaftliche Klasse
Abteilung A.

Jahrgang 1925. 4. Abhandlung.

Beobachtungen über Harnische.

Von

Wilhelm Salomon
in Heidelberg.

(Mit 4 Textfiguren.)

Berlin und Leipzig 1925

Walter de Gruyter & Co.

vormals G. J. Göschen'sche Verlagshandlung / J. Guttentag, Verlagsbuchhandlung / Georg Reimer / Karl J. Trübner / Veit & Comp.

Beobachtungen über Harnische.

Im Sommer und Herbst 1924 hatte ich zum ersten Male seit langer Zeit wieder Gelegenheit, das Gebiet der Tonale- und der Gallineralinie in den lombardischen Alpen an Ort und Stelle zu begehen. Ich wandte dabei die mittlerweile von mir und meinen Schülern erprobten Methoden der Kluft- und Harnischuntersuchungen an.[1—8])

Über die dabei erzielten tektonischen und sonstigen Ergebnisse wird nach Fertigstellung der mikroskopischen Gesteinsuntersuchungen später einmal ausführlich berichtet werden. An dieser Stelle will ich nur einige allgemeine Ergebnisse der Harnischbeobachtungen mitteilen. Denn die im Kriege erfolgte Herstellung zahlreicher Militärstraßen im Hochgebirge ermöglichte oder erleichterte gewisse Beobachtungen, die mir früher nie in diesem Maße möglich gewesen wären, auch wenn ich damals schon die volle Bedeutung der Harnischuntersuchungen erkannt gehabt hätte. Als besonders günstig für die Harnischbeobachtungen erwiesen sich die neuen Straßen von Mù am linken Oglioufer aufwärts und von Mù inferiore nach Mù superiore in der oberen Valcamonica (Prov. Brescia, Italien). Aber auch zahlreiche andere Straßen in der Valcamonica und im Veltlin hätten dieselben Beobachtungen erlaubt, wenn ich auf ihnen genügend Zeit für sorgfältige Messungen gehabt hätte.

---

1) W. Salomon. Die Bedeutung der Messung und Kartierung von gemeinen Klüften und Harnischen mit besonderer Berücksichtigung des Rheintal-Grabens. Z. d. D. Geol. Ges. 63. 1911. S. 496—521.

2) J. G. Lind. Geologische Untersuchungen der Beziehungen zwischen den Gesteinsspalten, der Tektonik und dem hydrographischen Netz des Gebirges bei Heidelberg. Verh. nat.-med. Ver. Heidelberg. N. F. XI. 1910. S. 7—45.

3) J. J. Dinu. Geologische Untersuchungen usw. im östlichen Pfälzerwalde (Hardt). Ebendort XI. S. 238—299. 1912.

4) B. Engstler. Geologische Untersuchungen usw. in den östlichen Mittelvogesen. Ebendort XII. S. 372—416. 1913.

5) Fr. Röhrer. Geologische Untersuchungen usw. im nördlichen Schwarzwald und südlichen Kraichgau. Jahr. u. Mitt. Oberrhein. geol. Verein. N. F. VI. 1916. S. 8—86.

6) Derselbe. Gleicher Titel. Teil II. Bemerkungen zur Tektonik Südwestdeutschlands. Ebendort XI. S. 36—66. 1922.

7) O. Seitz. Über die Tektonik der Luganer Alpen. Verh. Naturh.-med. Ver. XIII. 1917. S. 533—601.

8) Fr. Müllerried. Klüfte, Harnische und Tektonik der Dinkelberge und des Baseler Tafeljuras. Ebendort XV. 1921. S. 1—46.

1. Häufigkeit der Klüfte und Harnische.

Die beiden genannten Straßen liegen im Gebiet der Edolo-Schiefer, welche vorwiegend aus präkarbonischen, präpermisch intensiv gefalteten Quarzlagen-Phylliten bestehen. Andere Beobachtungen machte ich im Gebiet der Tonaleschiefer der Valcamonica, des Veltlins und seiner Seitentäler sowie der südlich an die Tonalelinie angrenzenden anderen Gesteinsgruppen (z. B. Morbegnoschiefer). Durch die vorzüglichen Aufschlüsse an den noch sehr gut erhaltenen, im Kriege erbauten Straßen ergab sich zunächst eine ganz unerwartete Häufigkeit der Klüfte und Harnische. Das Gebirge ist in ganz kleinen Abständen von ihnen durchsetzt, und zwar in der Weise, daß mehrere verschieden orientierte Systeme sich in der mannigfaltigsten Weise durchkreuzen. Nur selten aber gelang es, soweit die Messungen bisher durchgearbeitet sind, die in der neueren Literatur (Rinne, Cloos, Bucher usw.) so viel besprochenen Lüders'schen Flächen nachzuweisen.[1]) In der Regel scheint die Zerklüftung anderen Gesetzen zu folgen. Ich komme darauf in der späteren Arbeit zurück. In sehr vielen Fällen sieht man deutlich, daß das unhomogene und verwickelt gefaltete Gebirge in unregelmäßige Schollen zerbrochen ist, wobei dann freilich bestimmte Ebenen innerhalb kleiner Gebiete bevorzugt sind, auf größeren Strecken aber wechseln. Sehr auffällig ist die in meinem späteren Aufsatze über die Tonalelinie hervorzuhebende Tatsache, daß bei gleichguten Aufschlüssen die Zertrümmerung, Verruschelung und Harnischbildung in der unmittelbaren Nähe der Tonalelinie ein ganz ungewöhnlich hohes Ausmaß annimmt, während die Gallineralinie sich in dieser Hinsicht so gut wie indifferent verhält. Das hängt damit zusammen, daß, wie ich in dem späteren Aufsatze zeigen werde, die Tonalelinie eine tektonische Grenze allerersten Ranges ist, während die Gallineralinie in der Tektonik des Sedimentgebirges nur eine sekundäre Rolle spielt.

2. Verhältnis zwischen Klüften und Harnischen.

Die Begehungen an den neuen Straßen zeigten, daß in den dortigen Gesteinen ein ganz ungewöhnlicher, weit über alles Erwarten hoher Prozentsatz der gesamten Zerreißungsflächen als geglättete Harnische entwickelt ist. Ich habe bei der sehr großen Zahl der auf meinen 188 eng stenographierten Tagebuchseiten verzeichneten Messungen und

---

[1]) So möchte ich sie nach ihrem ersten Entdecker nennen und nicht „Mohr'sche Linien", wie sie gewöhnlich bezeichnet werden.

unter der Behinderung durch die Pflichten des Fakultätsdekanates bisher noch nicht die Möglichkeit gehabt, die Zahlen auszuziehen. Aber ich möchte doch schätzen, daß von den nicht abgewitterten oder durch Absatz von Eisenocker und anderen Substanzen unkenntlich gemachten tektonischen Klüften mindestens ein Drittel, wenn nicht die Hälfte oder gar noch mehr als Harnische entwickelt sind. Dabei sehe ich natürlich von den durch einfaches Absitzen an den Hängen oder durch Verwitterung entstandenen ganz jungen, nicht tektonischen Klüften ab. Schon daraus geht hervor, daß die Zerreißungsflächen des untersuchten Gebietes zu einem ganz wesentlichen Teile nicht durch Dehnung und Zerrung, sondern durch Scherung entstanden sind.

3. Art der Harnische.

Seitz (Nr. 7 S. 566 u. f.) und besonders Röhrer (Nr. 5 S. 62 u. f.) haben die Literatur über Harnische genau verfolgt und daraufhin mehrere Arten der Harnische unterschieden. Für die Zwecke dieser Arbeit reicht es aus, 1. einfach geglättete, aber nicht gestreifte, „einfache Harnische" oder „gemeine Harnische", 2. gestreifte, aber nicht mit Absätzen versehene, „Streifenharnische" und 3. gestreifte und mit treppenförmigen Absätzen versehene, „Stufenharnische" (Seitz S. 567) zu unterscheiden. Da ist nun hervorzuheben, daß einfache Harnische in den von mir diesmal untersuchten Gebieten äußerst selten sind. Allerdings beobachtet man nicht ganz selten ungestreifte Harnische. Es stellte sich aber fast immer heraus, daß sie ursprünglich gestreift waren und die Streifen nur durch Abwitterung verloren haben. Das Verhältnis der gemessenen Streifen- und Stufenharnische habe ich noch nicht ausgerechnet (aus dem angegebenen Grunde). Ich möchte aber der Größenordnung nach schätzen, daß die Stufenharnische mindestens die Hälfte der gemessenen Harnische bilden, eine wohl auch überraschend große Zahl, die natürlich für die Deutung der tektonischen Verschiebungen des Gebirges außerordentlich wichtig ist.

4. Form und Anordnung der Harnische.

Auch wenn ich von den Streifen und Stufen absehe, sind die Harnischwände sehr selten einigermaßen ebenflächig. Fast stets sind sie zum mindesten wellig gebogen, sehr häufig mit erheblichen buckelförmigen oder leistenartigen Anschwellungen und entsprechenden Vertiefungen ausgestattet. Die Glieder eines Harnisch-Systems zeigen zwar im großen grobparallele Anordnung. Häufig aber weichen sie im Streichen und Fallen mehr oder minder stark voneinander ab; und so ist es nicht wunderbar, daß es gelegentlich in größeren Aufschlüssen auch gelang, Gabelungen der Harnische zu beobachten („Gabelharnische". Siehe Anhang Nr. 2 und Fig. 1). Schon daraus geht hervor, daß die Schollen zwischen den Harnischen nicht die Form planparalleler Klötze oder Platten haben, und daß die Bewegungen also auch nicht den Charakter von Parallelverschiebungen tragen können, wie sie etwa ein schiefgedrückter Kinderbaukasten mit winkelgleichen Klötzen zeigen würde.

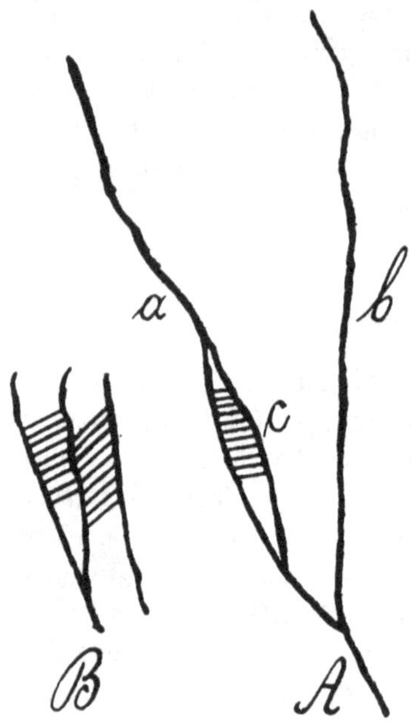

Fig. 1.

Gabelharnisch an der Militärstraße auf dem linken Oglioufer oberhalb Mù, Prov. Brescia, Italien. A. Gesamtbild. B. Einzelheit. Siehe die Beschreibung im Anhang Nr. 2 S. 15.

In den vielfach ganz eng im Zickzack gefalteten Phylliten ist die Erscheinung sehr häufig, daß die Harnische eine Strecke weit ungefähr den Schieferflächen folgen oder doch nur spitze Winkel mit ihnen bilden, sie dann aber begreiflicherweise besonders an den Knicken der Zickzackfalten verlassen (Anhang 6, 8, 15, 17). Im letzteren Falle bilden gern die härteren Lagen der Quarzlagen-Phyllite an den Stellen, wo sie von den Harnischen durchschnitten sind, hervorragende Streifen und Rippen (Anhang 13). Diese sind nicht mit den Bewegungs- oder Rutschstreifen der Harnische zu verwechseln. — Nun ist es bekannt, daß in Kalksteinen mit Zwischenlagen von Ton oder Mergel und auch in anderen Sedimenten, die aus abwechselnd spröderen und plastischen Materialien aufgebaut sind, leichte Faltung gern Harnische auf den Schichtflächen erzeugt. Seitz (Nr. 7 S. 572) sagt vom Lias des Monte Bré bei Lugano: „Jede Schichtfläche hat Rutschstreifen." In den Quarzlagen-Phylliten der Edoloschiefer können die Harnische aber natürlich den Schichtflächen nur ganz kurze Strecken folgen, da die Faltung der Phyllite außerordentlich intensiv ist. Daher sind gerade die ungefähr den Schichtflächen folgenden Harnische fast nie eben, sondern immer mehr oder minder mit Leisten und Buckeln versehen. Bei der Gelegenheit sei übrigens hervorgehoben, daß ich in diesem Jahre auf Quarzbänken, die den Phylliten eingeschaltet sind, echte, wenn auch schwache Wellenfurchen beobachtet habe. Daraus ergibt sich, daß die Schieferungsflächen der Phyllite dort Schichtflächen sind.

Am häufigsten beobachtet man natürlich in den steilen Wänden der Straßen und Felsen steilstehende Harnische und Klüfte. Sehr viel seltener gelingt der Nachweis oder gar die Messung flach im Gebirge liegender Zerreißungsflächen. Indessen waren an einigen Stellen durch Absprengung von Felsen an der Abgrundseite der Straßen flache Harnische bloßgelegt. Sie erwiesen sich als besonders grobbuckelig. Bei dieser Gelegenheit sei hervorgehoben, daß Herr Dr. Ratzel beim Bau des neuen Königstuhltunnels in Heidelberg im Granit des Odenwaldes ebenfalls eine weit ausgedehnte, ganz flach verlaufende Abscheerungsfläche beobachtete.[1])

5. Die Streifen der Harnische.

Albert Heim, Marie Jerosch, Höfer, Seitz und andere haben hervorgehoben, daß die Streifenharnische nicht nur zarte Linien und Streifen, sondern auch tiefe Rillen, Furchen, ja echte Hohlkehlen tragen können. Daher hat Seitz (S. 568) auch die Bezeichnung „Hohlkehlenharnisch" eingeführt. Diese Unterscheidungen beziehen sich also lediglich auf die Intensität der Streifung. Viel seltener ist in der Literatur die Frage nach dem Verlaufe der Streifen behandelt worden. Das hängt offenbar damit zusammen, daß im Tafelgebirge, soweit spröde Gesteine vorliegen, die Streifen gewöhnlich gradlinig sind, und daß selbst im Faltengebirge Gradlinigkeit der Streifen normal ist. Indessen sind schon aus dem Bergbau Fälle bekannt, in denen die Bewegung an Harnischen nicht gradlinig verlief, sondern die Beobachtungen auf Drehungen deuten. Es ist mir nicht möglich, die sehr zerstreute und schwierig zu findende Bergwerksliteratur daraufhin durchzusehen. Ich halte es sogar für durchaus möglich, daß in ihr gar manches eingehend behandelt ist, was ich hier als neu oder wenig beachtet anführe. Gefunden habe ich folgende Angaben bei Höfer.[2–4]) In seiner Schrift „Die Ausrichtung der Verwerfungen" hebt er hervor, daß in vielen Bergwerken die Verschiebungen nicht parallel gewesen sein können, sondern daß Drehbewegungen anzunehmen sind. Er zeigt das am Beispiel der großartigen

---

[1]) Nach unveröffentlichten Mitteilungen. Die Fläche war auf 100 m zu verfolgen und steigt auf dieser Strecke nur um 3 m an. Sie hatte einen „dünnen tonigkaolinigen Belag".

[2]) Österreichische Zeitschrift für Berg- und Hüttenwesen XXIX. 1881. 13 S.

[3]) Ebendort XXXIV. 1886. 20 S.

[4]) „Die Verwerfungen". Braunschweig 1917 bei Vieweg.

Münstergewand-Feldbiß-Verwerfung bei Aachen (1881). Auch in seiner Arbeit „Über Verwerfungen“ (1886, S. 10, 11) hebt er drehende Bewegungen hervor. In seinem Buche „Die Verwerfungen“ (1917) behandelt er eingehend die „Schaufelwechsel“ oder „Listrischen Flächen“ Smeysters und E. Sueß'. Selbstverständlich sind die Bewegungen an diesen, im Bergbau sehr häufig beobachteten konkaven Flächen (z. B. Hennegau, Belgien) nicht gradlinig gewesen; und auch die Streifen müssen bei genügender Länge gekrümmt sein. Auf S. 57 Fig. 39 bildet er gebogene Rutschrillen auf einem Tonschiefer von Andreasberg ab. Auf S. 58 spricht er von den „meist parallelen Rinnen“ des Dioritböckers Rodadero in Peru. Auf S. 59—60 hebt er wieder die drehenden Bewegungen hervor; und auf S. 61 gibt er an, daß Rutschstreifen durch eine nachfolgende Faltung der Schollen gebogen werden können.

Diese Möglichkeit ist natürlich nicht zu bestreiten. Indessen möchte ich hervorheben, daß in all den in der vorliegenden Arbeit behandelten Fällen es sich sicher nicht um nachträgliche Faltung, sondern um primäre Krümmungen handelt.

Über den Rodadero hat Gregory[1]) 1914 eine Beschreibung veröffentlicht, die eine wesentliche Ergänzung zu der kurzen Angabe von Höfer enthält. Zunächst ist der Rodadero durch die ungewöhnliche Breite und Tiefe der früher für Glazialfurchen gehaltenen Harnischstreifen berühmt. Die einzelnen Furchen schwanken in der Breite von wenigen Zoll zu 5 Fuß und in der Tiefe von Bruchteilen eines Zolles bis zu 4 Fuß. Sie erreichen Längen von 100 bis 300 Fuß, bilden also wohl den schönsten Hohlkehlenharnisch, der bekannt ist. Für meine Zwecke ist es von besonderem Interesse, daß zwar das Streichen der Furchen im allgemeinen S 30 W ist, daß an einer Stelle aber im Abstand von wenigen Fuß ebenso gute Furchen S 60 O streichen (bei Gregory abgebildet). Allerdings scheint es sich an dieser Stelle nicht um Umbiegung zu handeln. Zum Schlusse hebt Gregory aber ausdrücklich hervor, daß die Furchen „obwohl im allgemeinen gerade und parallel, sich dennoch auch um kleinere Erhöhungen sanft herumkrümmen können.... Die Gruppen von Streifen verschiedener Orientierung gehen unmerklich ineinander über und sind offenbar gleichzeitig gebildet, thus indicating the presence of stresses opposed to the dominant direction of movement.“

1894 hat Eduard Sueß auf der Versammlung der Deutschen Naturforscher und Ärzte in Wien[2]) eine Harnischfläche mit „Bewegungs-

[1]) H. E. Gregory. The Rodadero (Cuzco, Peru). — a fault plane of unusual aspect. American Journal of science. XXXVII. 1914. S. 289—298.

[2]) Verh. Ges. Deutscher Naturf. u. Ärzte. Versammlung 66, Teil 2. Leipzig 1895. S. 192.

autogrammen" vorgezeigt. Diese Fläche ist von Beck[1]) abgebildet worden, und zwar mit der Bezeichnung „Erdbebenautogramm, Gleitfläche mit sehr verschlungenen Kritzen auf einem Kalkstein von Radotin (nach einem Naturselbstdruck)". Beck sagt im Text, daß Sueß „treffend das Belegstück als ein natürliches Erdbebenautogramm bezeichnet hatte. Denn man kann sich wohl vorstellen, daß bei seiner Herausbildung ein Erzittern des Bodens erfolgte." Übrigens beschreibt auch Beck an derselben Stelle (S. 161—162) drehende Bewegungen an Harnischen nach alten Beobachtungen von Charpentier auf der Grube Himmelsfürst bei Freiberg, nach Beobachtungen von Combes und nach eigenen neueren Beobachtungen bei der Verwerfung des „Peter Stehenden auf der Grube Alte Hoffnung Gottes". Er fügt der Beschreibung hinzu: „Würde man also auf der Verwerfungskluft Rutschflächen auf größere Strecken hin übersehen können, so müßten diese Kreisbögen darstellen.

Ganz vor kurzem hat Rudolf Richter[2]) in einer scharfsinnigen kleinen Arbeit „Ein fossiles Seismogramm" beschrieben und sich dabei auch auf Beobachtungen von Pompeckj gestützt, die wohl an derselben Stelle gemacht sind, von der das Sueß'sche Belegstück stammt, nämlich aus schwarzen Ff_1-Kalken eines Steinbruches der Cerna rokle des Radotiner Tales westlich Prag. Dort sind Figuren von etwas über 1 cm Größe „millionenfach nebeneinander eingeritzt, die einem mit zitteriger Hand geschriebenen Violinschlüssel glichen". Sie sollen dadurch entstanden sein, daß eine dünne Lage von Sandkörnchen in die Kluft geriet und bei Verschiebungen der an der Kluft aneinanderstoßenden Schollenstücke in der violinschlüsselartigen Kurve bewegt wurden.

Bevor ich auf die Deutung aller dieser Erscheinungen eingehe, möchte ich hinzufügen, daß sich in der Sammlung des Geologischen Institutes zu Heidelberg ein weiteres Belegstück für solche auf kurze Strecken stark gekrümmte Harnischstreifen findet. Siehe Fig. 2. Das Stück stammt von der Grube Himmelfahrt bei Freiberg. Es besteht wesentlich aus Eisenspat und Manganspat, ist etwa 12 zu 10 cm groß und auf der einen Seite spiegelnd glatt mit hohem Glanz der Politur. Es trägt unzählige, meist sehr feine Streifen und Linien, die in zwei, unter einem Winkel von etwa 105 bzw. 75 ^{0} zusammenstoßenden Systemen angeordnet sind. Eine etwas schematisierte Darstellung eines $4 \times 4^1/_2$ cm großen Stückes der Oberfläche zeigt die beistehende Zeichnung Fig. 2, die Fräulein Assistentin Ilse Voelcker freundlicherweise ausführte.

---

[1]) „Lehre von den Erzlagerstätten". Berlin 1903 bei Bornträger. Aufl. II. S. 159. Fig. 97.

[2]) Rudolf Richter. Senkenbergiana VI. (1924.) S. 234—238.

Die schmalen Streifen, s der Zeichnung, biegen vielfach mit einer doppelten Knickung in die breiten Streifen, b der Zeichnung, um. Wo die Streifen sich kreuzen, schneiden die breiten Streifen die schmalen ab. Offenbar ist die Einritzung der schmalen Streifen zuerst erfolgt. Dann trat an den mit u bezeichneten Stellen der Figur eine ruckweise Umbiegung ein, die mit einem weiteren Knick in die breiten Streifen überleitet. Aber auch diese biegen noch einmal etwas zurück, um dann in ihrer ursprünglichen Richtung weiterzulaufen.

Richter beschreibt ein Stück Kupferschiefer mit einem eigentümlichen Harnisch, dessen teils erhabene, teils vertiefte Zeichnung er abbildet und ausgezeichnet erklärt. Es handelt sich um gerade Linien, die an einen Bischofsstab mit oben umgeknickter Krümmung erinnern. Er bezeichnet diese Kurve wie Sueß und Beck als ein „Seismogramm, insofern sich in ihr eine fast zickzackförmig gebrochene Gebirgsbewegung aufgezeichnet hat“. Er hebt aber schon sehr richtig hervor, daß im großen die Bewegung gradlinig gewesen sein kann, „wobei nur eine kleinere Scholle durch ungleichen Druck gedreht wurde“. Ich bin mit seiner Deutung einverstanden. Nur kann ich dem nicht zustimmen, daß „bisher nur ein einziger Harnisch mit gekrümmten Rutschstreifen aufgefunden worden zu sein scheint“. Denn erstens halte ich es für wahrscheinlich, daß in der ausländischen Literatur mehr derartige Beobachtungen verzeichnet sein werden[1]), und zweitens geht schon aus meinen früheren Ausführungen hervor, daß Krümmungen mit großem Radius mehrfach bekannt sind. Auch die bereits von Sueß eingeführte Bezeichnung „Erdbebenautogramm“ bzw. „Seismogramm“ halte ich nicht für zweckmäßig, sondern ziehe den ursprünglichen Sueß'schen Ausdruck „Bewegungsautogramm“ vor. Ich werde das weiterhin erörtern, kehre aber zunächst zu meinen eigenen Beobachtungen im Gebirge zurück.

Eigene Beobachtungen über Streifenharnische.

Bei dem großen Interesse, das die Anordnung der Streifen für meine Zwecke hatte, habe ich mich bemüht, eine sehr große Anzahl von Streifenharnischen genau zu messen. Es ergab sich hier wie in den oberrheinischen Randgebirgen ein außerordentlich starkes Überwiegen der flach verlaufenden Streifen im Verhältnis zu steil geneigten. Das ist für die Alpen nicht verwunderlich, da ja hier wohl alle Forscher starken tangentialen Druck annehmen. Wesentlich seltener beobachtete ich Ge-

[1]) Beck (S. 160) zitiert die Bezeichnung „handwritings on the wall“ von Rickard, die vielleicht Ähnliches andeutet. Ich kenne die betreffende Arbeit nicht.

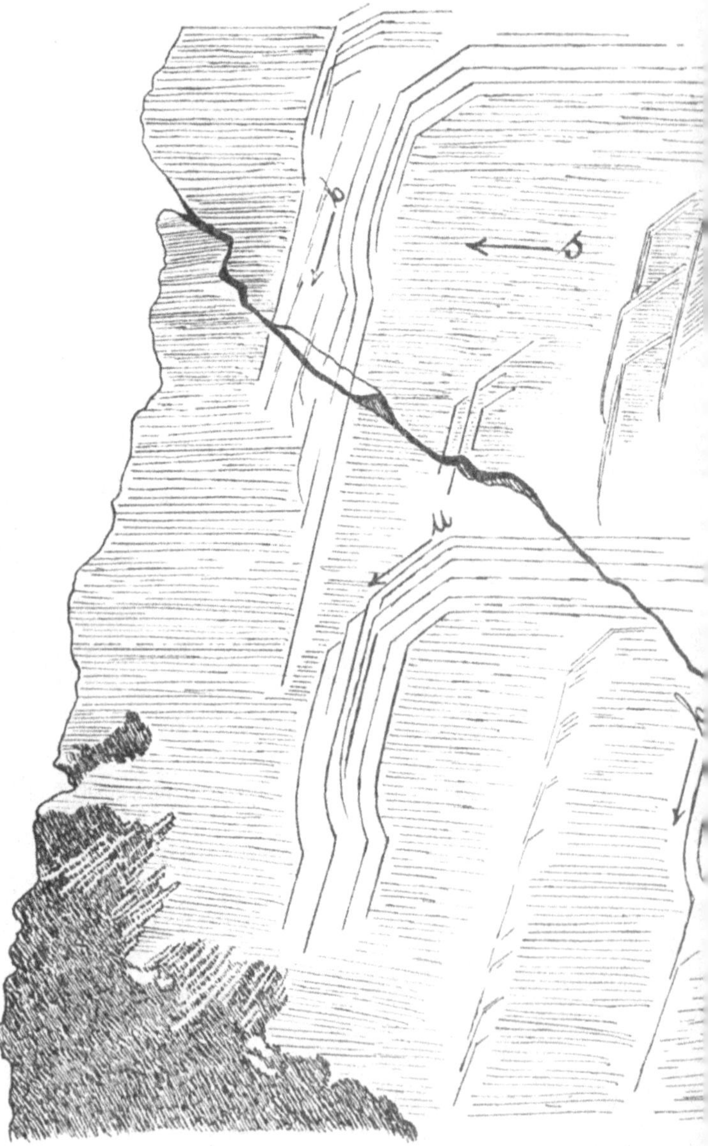

4 × 4 1/2 cm großes Stück eines Harnisches auf
s = schmale, zuerst eingekritzte Linien. u =

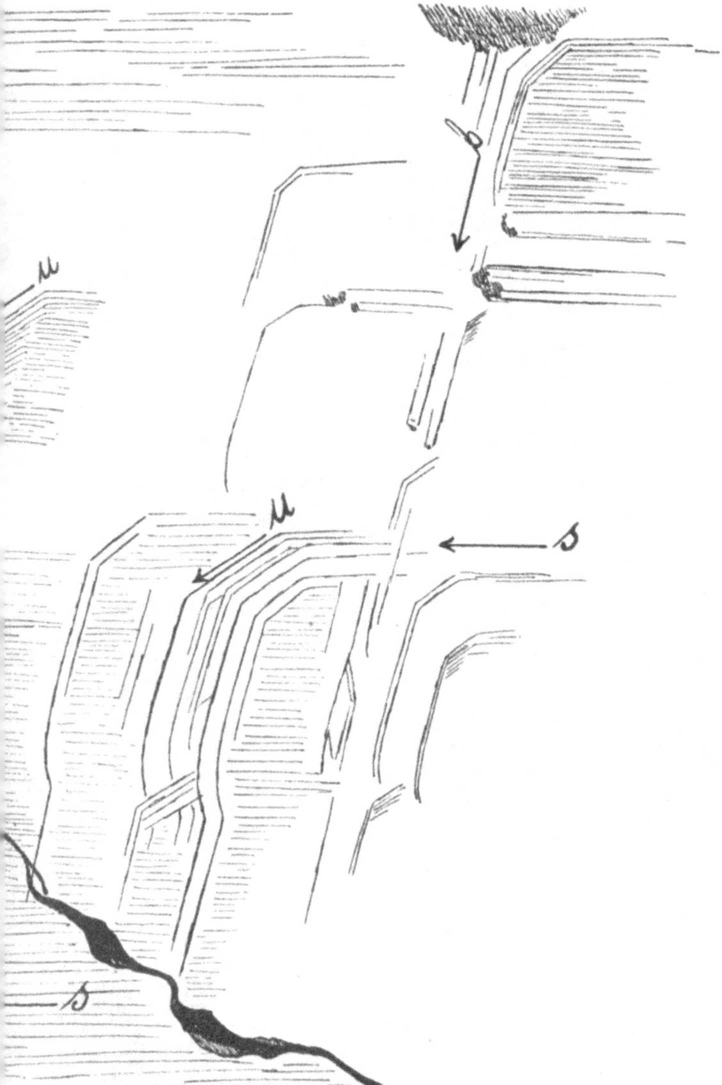

nganspat der Grube Himmelfahrt bei Freiberg.
gsstellen. b = breite Streifen. Siehe S. 9.

birgszonen, in denen die Streifen ungefähr mit dem Gefälle der Harnischflächen übereinstimmen oder doch nicht stark davon abweichen. Die Anordnung dieser Zonen hatte begreiflicherweise für meine Untersuchung der Tonalelinie eine besondere Bedeutung und wird in dem späteren Aufsatz besprochen werden. Vor allen Dingen aber ergab sich bei der Messung der Streifen die Tatsache, daß diese nicht nur auf nahe benachbarten Harnischen desselben Systemes ziemlich stark voneinander abweichen (siehe Fig. 1 und Anhang 2, 4, 11, 12, 14, 16, 20), sondern auch, daß sie auf derselben Harnischfläche an verschiedenen Stellen, oben und unten, rechts und links, oft verschieden angeordnet sind (Anhang 3, 9, 18, 23, 24 und Fig. 3). Die Winkelunterschiede erreichen und übersteigen selbst 20—30°. Ja, dieselben Streifen weisen oft deutliche und starke Krümmungen auf.[1]) Allerdings haben diese sehr viel größere Radien als in den Bewegungsautogrammen von Radotin, dem Richterschen Kupferschieferstück und meinem Stück von der Grube Himmelfahrt.

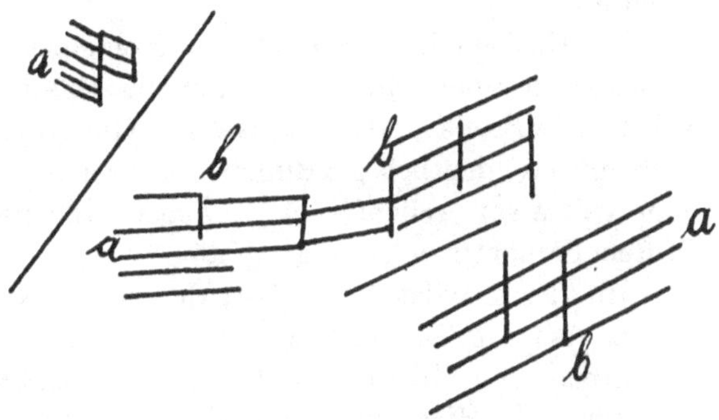

Fig. 3.
Harnisch in Quarzlagenphylliten der Militärstraße auf dem linken Oglioufer, wie bei Fig. 1, nur weiter talaufwärts. Etwas Schematisch. a = Streifen, links in umgekehrter Richtung wie rechts ansteigend. b = Stufen, alle nach derselben Seite gerichtet.

Die Erklärung für die Winkelunterschiede bzw. die Krümmungen der von mir beobachteten Streifen ergibt sich aus der Anordnung der Harnische und der Form der zwischen ihnen liegenden Schollen. Diese haben eben keine parallelwandigen Gestalten. Daher kommt es sehr häufig oder sogar gewöhnlich nicht zu parallelen Verschiebungen an gleichorientierten Harnischen, sondern eine jede Scholle wird von dem Gebirgsdruek in der Richtung vorwärts gepreßt und bewegt, in der sie den geringsten Widerstand findet. In kleinem Maßstabe habe ich diese Erscheinung schon als Student

[1]) Ich bin an diese Erscheinung aus den Alpen so gewöhnt, daß ich sie nur ausnahmsweise in meinen Tagebüchern verzeichnete. Doch sind in dem Anhang Beispiele hervorgehoben (Nr. 10. 19).

in den Serpentinen des sächsischen Granulitgebirges kennengelernt und seitdem oft auch in anderen Serpentingebieten gesehen, die stark dem Gebirgsdrucke ausgesetzt waren.[1]) Die ganze Masse des Gesteins besteht dort aus lauter großen und kleinen Linsen, die allseitig von gebogenen Harnischen umgeben sind. Zerschlägt man eine größere Linse, so zerfällt sie wieder in kleinere und diese ihrerseits noch einmal in kleinere, von denen jede im Verhältnis zu ihrer Umgebung eine Bewegungseinheit darstellt und von Harnischen begrenzt wird. Da mein verehrter alter Lehrer, Hermann Credner, von seinen Schülern verlangte, daß sie nach einem bestimmten Formate zugeschlagene Handstücke als Belegstücke mitbringen sollten, so brachte uns dieser Serpentin zur Verzweiflung.

Im Geologischen Institute zu Heidelberg liegen fünf kleine Serpentinstücke vom Julier. Sie sind unregelmäßig geformt, zeigen aber, wie die sächsischen, Glättung fast auf allen Seiten. Die Harnischflächen sind teilweise deutlich gekrümmt und drei von ihnen haben gekrümmte, zum Teil sogar wellenförmig verbogene Streifen. Die Erscheinung ist in den Serpentinen ganz gemein.

Im Buntsandstein Südwestdeutschlands beobachtet man nicht selten, daß die Oberflächen von Tongallen harnischartig geglättet und manchmal von divergent-radialen, gelegentlich gekrümmten Streifen bedeckt sind. Hier handelt es sich um ein Gleiten des durch Belastungsdruck oder orogenetischen Druck gepreßten spröden Sandsteines auf der Oberfläche der als Rutschflächen dienenden Tongallen. Ich habe diese Erscheinung nicht so genau studiert, um mir ein Urteil darüber zu erlauben, um welche der beiden Druckarten es sich dabei gewöhnlich handelt. Bei flacher Lage des Harnischs und radialer Divergenz der Streifen kommt allerdings nur Belastungsdruck in Frage. In diesem Falle kann man aber darüber streiten, ob für die Rutschflächen der Ausdruck Harnisch überhaupt anwendbar sei.

In dem in dieser Arbeit hauptsächlich berücksichtigten oberitalienischen Gebiet wird die Ungleichheit der Bewegung der einzelnen Schollen noch durch die mangelnde Homogenität der dortigen kristallinen Schiefer erhöht. Die Edoloschiefer bestehen nicht nur aus Phylliten mit dünnen Quarzlagen, sondern sie enthalten Zwischenschaltungen von sehr viel spröderen Quarzitbänken und sehr viel plastischeren Kohlenstoffphylliten. Gänge von Diabasen und anderen Intrusivgesteinen setzen in ihnen auf. Quarzgänge und Amphibolite kommen vor. Dazu sind die

[1]) Der Serpentin der Val Malenco nördlich von Sondrio im Veltlin läßt die Erscheinung vermissen. Er ist aber auch wahrscheinlich jünger als die Hauptfaltung der Alpen.

Phyllite meist in einem fast unglaublichen Maße im Zickzack gefaltet, so daß ein jeder Harnisch auf kurze Strecken ein Material von anderer Beschaffenheit durchsetzt. Daher ist es nicht wunderbar, daß manche Schollen zunächst in einer bestimmten Richtung bewegt, dann aber gezwungen wurden, die Richtung zu ändern und sich selbst zu drehen. Dann müssen die Streifen natürlich eine andere Lage annehmen oder sich krümmen.

Derartige Richtungsänderungen und Krümmungen finden aber im allgemeinen nie auf so kurze Strecken statt wie in den Bewegungsautogrammen von Sueß, Beck, Pompeckj, R. Richter und meinem Stück von Freiberg. Das geht aus den in meinem Beobachtungsanhang am Schlusse dieser Arbeit aufgeführten Messungen klar hervor. Ferner unterscheiden sich die Bewegungskurven von Radotin von den von Richter und mir beschriebenen dadurch, daß sie dort wenigstens einmal in sich selbst zurückkehren. Ich erinnere nun daran, daß bei Erdbeben oft die Schüttung von Quellen vorübergehend oder dauernd beeinflußt wird. Das beruht wohl zweifellos darauf, daß die Wände der Quellspalten ihren Abstand ändern. Bei nur vorübergehender Änderung handelt es sich um elastische Bewegungen der Schollen, bei dauernder um bleibende Deformationen. Haben wir Schollen mit dicht aufeinanderliegenden Wänden und bewegen sie sich mit einer den Wänden parallelen Komponente vollständig elastisch, so sollte jeder Streifen in sich selbst zurückkehren. Verbindet sich mit der elastischen Bewegung eine dauernde Deformation, so können Figuren entstehen, wie sie uns durch Sueß, Beck und Pompeckj von Radotin bekannt geworden sind. Bei meinem Stück von Freiberg hat aber wohl wirklich eine dauernde Drehung der einen oder beider bewegter Schollen stattgefunden. Denn das eine Streifensystem geht, wie hervorgehoben, oft mit einer manchmal ganz deutlichen doppelten Knickung in das zweite über. Dagegen halte ich es bei dem von Richter beschriebenen Stück mit seiner raschen, wenn auch unvollständigen Rückkrümmung am Ende der Figuren für möglich, daß hier nicht nur eine dauernde Verschiebung stattfand, sondern auch daß eine gewisse Elastizität der bewegten Schollen ein Rückschnellen in die ursprüngliche Richtung hervorrief. Ob aber solche elastische Bewegungen von sehr kleinem Ausmaße auf der Erdoberfläche als Erdbeben zu spüren waren? Das dürfte zum mindesten zweifelhaft sein, ja ist mir persönlich unwahrscheinlich. Schon aus diesem Grunde möchte ich in der Benennung den Ausdruck „Erdbeben“ vermeiden. Auf der anderen Seite ist es höchst wahrscheinlich, daß viele wirkliche Erdbeben die oberflächliche Erschütterung unterirdischer Bewegungen waren, welche Harnische mit normalen geradlinigen Streifen hinterließen. Bei

S. Francisco 1906 oder Midori 1891 würde das niemand in Erstaunen setzen. Umgekehrt werden viele Harnische von Bewegungen herrühren, die sich so langsam vollzogen, daß mit ihnen keine oberflächlichen Erschütterungen verbunden waren. Wir haben also nur die Wahl, den Ausdruck „Erdbebenautogramm" oder gar „Seismogramm"[1]) auf alle Harnische, und zwar sicher sehr oft zu Unrecht anzuwenden oder ihn, so hübsch er klingt, überhaupt zu vermeiden. Bewegungsautogramme aber sind alle Harnische.

6. Stufen (Absätze) der Harnische.

Im Gegensatz zu der stark wechselnden Orientierung der Streifen auf den Harnischflächen, auch desselben Systemes, ist die Seite, nach der die Stufen der Harnische eines Systemes gekehrt sind, von einer bemerkenswerten Konstanz. Das beruht natürlich darauf, daß die Bewegungen, welche die einzelnen Schollen aneinander entlang gedrückt haben, von demselben tektonischen Akt herrühren. Bei der großen Zahl der Stufenharnische liefern die Absätze also tatsächlich ein Mittel, um die Transportrichtungen der einzelnen Schollen im Verhältnis zueinander und damit die relative Bewegung auch größerer Teile des Gebirges einwandfrei festzustellen. Es wird das in der späteren Arbeit über die Tonalelinie entsprechend benützt werden.

7. Verhältnis der Harnische zu den Intrusivgängen des Beobachtungsgebietes.

Wie ich in zahlreichen früheren Arbeiten und zuletzt zusammenfassend in der Monographie der Adamellogruppe dargestellt habe, sind die Edoloschiefer von einer sehr großen Anzahl von Intrusivgängen durchsetzt, die mein leider jung verstorbener früherer Schüler und späterer Freund und Kollege Riva petrographisch genau beschrieben hat.[2]) Ein glücklicher Zufall wollte es, daß an der neuen Militärstraße am linken Oglioufer oberhalb Mù zwölf solche Gänge gut aufgeschlossen sind und daß ein paar von ihnen Beziehungen zu den Harnischen zeigen.

---

[1]) Die Bezeichnung „Seismogramm" ist auch insofern besser zu vermeiden, als ja das echte Seismogramm bestrebt ist, ein Bild der Erdbebenwellen zu entwerfen, während die Harnische bestenfalls die bei einem Erdbeben eintretende, von den Erdbebenwellen völlig verschiedene Schollenverschiebungen aufzeichnen.

[2]) C. Riva. Le rocce paleovulcaniche del gruppo dell' Adamello. Mem. R. Istituto Lombardo Sc. e Lett. XVII. S. 159—227. 1896. — Derselbe. Nuove osservazioni sulle rocce filoniane del gruppo dell' Adamello. Atti Soc. Italiana scienze naturali. XXXVII. 26 S. 1897.

Ergab schon das Verhältnis der Harnische zu den Phylliten, daß deren Faltung deutlich älter ist als die Harnischbildung, so zeigt sich auch hier, daß die Gänge älter sind als die Harnische. Denn Systeme von Harnischen, die neben den Gängen auftreten, haben auch einzelne Harnische in gleicher Orientierung mitten in den Gängen. Besonders interessant ist die Art, wie die Salbänder eines Ganges eine Strecke weit von zwei Harnischen benützt werden. Beobachtungen über diesen Gegenstand und eine Zeichnung des letzterwähnten Falles enthält der gleich folgende Anhang (Nr. 5 und 12, Fig. 4).

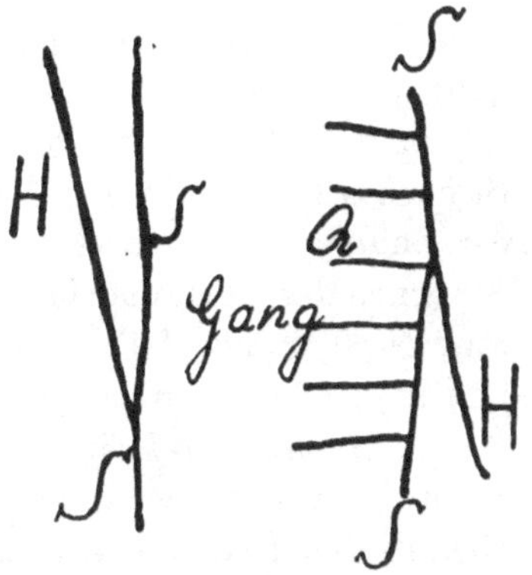

Fig. 4.
Intrusivgang in den Quarzlagenphylliten der neuen Militärstraße am linken Oglioufer wie in Fig. 1 u. 3. Siehe S. 6 u. 11 und Nr. 5 des Anhanges. S = Salbänder. H = Harnische. Q = Querklüftung. Die Harnische folgen eine Strecke weit den Salbändern.

Anhang.

Grundlagen der vorstehenden Ausführungen.

Um dem Leser die Nachprüfung der vorstehenden Angaben zu ermöglichen, führe ich im folgenden eine Anzahl der wichtigsten Einzelbeobachtungen an.

1. Militärstraße von Mù auf dem linken Oglioufer. Große fast senkrecht stehende, stark verbogene Fläche mit N 11 O-Streichen. Die Streifen fallen mit wechselnden Werten, und zwar etwa 15—35° nach N.

2. Gabelharnisch, siehe Fig. 1, S. 6. Die beiden Zweige des Harnischs streichen im Mittel etwa N 80 W. a fällt steil nach S. b steht ungefähr senkrecht. a hat auf zwei etwas verschieden gerichteten Vorsprüngen stark verschieden gerichtete Streifen. Siehe Fig. 1 B. Aber die Streifensysteme sind sowohl auf a als auf b nach W geneigt.

3. Weiter talaufwärts ebendort. Schöner N—S streichender Stufenharnisch, bucklig, im ganzen senkrecht, wunderbar gestreift. Die W-Scholle ist im Verhältnis zur O-Scholle nach S bewegt. Die Streifen fallen bis zu 10° nach N ein, sind aber oft horizontal; ja ein Teil fällt schwach nach S.

4. Ebendort weiter talaufwärts. Grenzharnisch zwischen einem Amphibolit (? Gang) und Quarzit. N 80 O-Streichen, 85 N-Fallen. Die Streifen fallen mit 56° nach O. Aber dicht daneben Harnisch im

Quarzit, ähnlich orientiert, in dem die Streifen indessen viel weniger steil in derselben Richtung fallen.

5. Ebendort weiter talaufwärts. Gang Nr. 7 (von Mù an gezählt). Siehe Zeichnung Nr. 4. Die beiden Harnische bilden, der eine oben, der andere unten, in der Zeichnung eine Strecke weit das Salband. Streichen des einen ungefähr O—W bei senkrechter Stellung, des anderen etwa N 80 W, ebenfalls senkrecht, aber etwas verbogen. Im Gang Querklüftung, offenbar durch primäre Schrumpfung.

6. Weiter talaufwärts. Streichen der Phyllite N 38 O, saiger, stark gefaltet. Eine Schieferfläche dient eine Strecke weit als Harnisch, wird aber in den Falten von ihm geschnitten.

7. Weiter talaufwärts. Stark gefaltete Phyllite, N 50 O streichend, vorherrschend steil N-fallend, in den Falten natürlich aber auch S-fallend. In diesen Phylliten zwei Harnische nebeneinander. Der größere, besser ausgebildete streicht etwa N—S, fällt ganz steil O. Die Streifen fallen mit 25° N. Die Stufen zeigen relative Verschiebung der W-Scholle nach S. Die Harnischfläche ist stark verbogen. Der Nachbarharnisch streicht etwa N 10 W, fällt mit 55° nach W, also nach der anderen Seite ein. Fallen der Streifen mit 17° N. W-Scholle ebenfalls relativ nach S verschoben. Also allgemeiner Sinn der Bewegungen gleich trotz ganz verschiedenen Fallens der Flächen.

8. Weiter talaufwärts. Sehr große buckelige Harnischfläche, N 50 O-Str., 60 NW-Fallen. Der Harnisch schneidet die Schieferflächen im spitzen Winkel. Offenbar haben hier ähnlich wie bei den Schichtflächenharnischen die Schieferflächen die Neigung, als Verschiebungsflächen zu dienen, bringen es aber wegen der Faltung nur unvollkommen fertig.

9. Gruppe von stark verbogenen Stufenharnischen. Str. zwischen N 10 W und N 10 O. Fallen im Durchschnitt steil W. Das Fallen der Streifen geht von 5° in südlicher Richtung bis 17° in nördlicher, und zwar sind diese Streifen wie in der Fig. 3, S. 11 orientiert. Alle Schollen sind im Verhältnis zu den östlicheren nach S verschoben.

10. Stufenharnisch, N 70 W, steil N-fallend. Die Streifen sind verbogen und fallen teils flach W, teils flach O. Die S-Scholle ist relativ gegen W bewegt.

11. In Felsen, die etwas zerrüttet sind, so daß kleine Differenzen in den Richtungen davon herrühren könnten, System von Harnischen, die sehr stark im Streichen variieren, nämlich von N 11—29 O. Fallen teils saiger, teils steil nach beiden Seiten. Fallen der Streifen von 15 bis 42 (!) N gemessen. Stufen, soweit klar, S-Verschiebung der W-Schollen andeutend.

12. Gang Nr. 11 (? Diabas). Der Gang fällt im ganzen steil nach S ein. Die Salbänder sind aber ganz unregelmäßig gestaltet. An einer Stelle des einen Salbandes gemessen: N 75 W Str., 70° S-Fallen. Nun setzt durch den Gang und sein Nebengestein rechts und links ein System von Harnischen. Im Gang selbst maß ich an dem einen Harnisch N 5 W-Str. Steiles W-Fallen bis saiger. Streifen 17° N-fallend. Stufen zu schlecht erhalten. Im rechten Nebengestein streichen die Harnische N—S bis N 15 O. Steiles W-Fallen bis saigere Stellung. Sehr stark verbogen. Die Streifen verlaufen auf zwei der Harnische ganz flach, auf einem dritten fallen sie 20° N. Auf allen dreien zeigen Stufen-Bewegungen der W-Schollen nach S. Im linken Nebengestein ist ein großer Harnisch mit N 5 W-Str., steil W-fallend. Seine Streifen fallen mit 23° nach N. Stufen auf kleinen Nebenharnischen zeigen Bewegungen der W-Schollen nach S. — Konstant ist also hier im allgemeinen das Streichen der Harnische und überall der relative Verschiebungssinn. Das Streifenfallen variiert um etwa 20°. Sicher sind die Harnische jünger als der Gang. Übrigens beobachtete ich auch im Gang Nr. 12 einen Harnisch von der normalen Orientierung.

13. Mehrmals Harnische, deren Streifen nur die Köpfe der abgeschnittenen Schieferlagen sind.

14. Gruppe ausgedehnter, stark wellig verbogener Streifenharnische mit undeutlichen Stufen. Str. N 42 O, senkrecht oder steil NW-fallend. Streifen sehr flach, stellenweise N-, stellenweise S-fallend.

Alle bis hierher aufgeführten Beobachtungen beziehen sich auf Aufschlüsse an der Militärstraße oberhalb Mù am linken Oglioufer und sind in der Reihenfolge aufgezählt, wie man sie von Mù kommend trifft.

Beobachtungen an der neuen Straße von Mù inferiore nach Mù superiore.

15. In N 75 O-streichenden, steil S-fallenden Phylliten dicht nebeneinander drei Harnische. a) N 25 O-Str., saiger. b) N 85 W-Str., ziemlich steil S-fallend. c) N 80 O-Str., steil N-fallend. Der letzte ist offenbar durch die Schieferflächen bedingt, aber infolge der Faltung von ihnen abgeglitten. Ich führe diese drei Harnische als Beispiel für die weitgehende Zerspaltung des Gebirges an Scheerflächen an.

16. An derselben Straße weiter aufwärts (dasselbe gilt von Nr. 17) System von Stufenharnischen, O—W-Str., ungefähr saiger. Die Streifen fallen mit 5—16° nach W. Die südlichen Schollen sind im Verhältnis zu den nördlichen nach W bewegt.

17. Schildförmiger Stufenharnisch. Orientierung auf den einzelnen Teilen wechselnd. Im Hauptteil N 40 O-streichend, ganz steil N-fallend. Die Streifen fallen mit 12 ° nach NO. Die SO-Scholle ist nach NO bewegt. Unmittelbar daneben ein N 73 O-streichender, ganz steil N-fallender Harnisch in Phylliten, deren Schieferflächen nur um wenige Grade anders orientiert sind als der Harnisch. Offenbar hat auch hier eine Gleitung auf den Schieferflächen stattgefunden; aber die Faltung verhinderte eine genaue Übereinstimmung.

Alte strada militare auf dem rechten Ufer des Fiumicello bei Edolo.

18. Auf einem N 5 W-streichenden Harnisch mit 72 ° W-Fallen im oberen Teil Streifen mit 50 °, im unteren mit 15 ° N-Fallen. Die W-Schollen sind nach S verschoben. Gestein: Quarzite mit Phyllithäuten.

Pfad oberhalb Lava bei Malonno, Val Camonica.

19. Der Pfad führt zwischen zwei Wasserfällen über einen Bach in ganz steilem Hange. Gestein: Phyllite oder Edoloschiefer etwas nördlich der Gallineralinie. Dort Gruppe von dichtgedrängten Stufenharnischen, die im Durchschnitt etwa N 50 W streichen und mit 70 ° NO fallen. Die Streifen sind breit und wellig verbogen, folgen aber ungefähr dem Gefälle der Harnischflächen. Die Hangend-Schollen sind entsprechend der Schmidt-Zimmermannschen Regel nach unten bewegt.

Neue Militärstraße oberhalb Incudine (Val Camonica) Linkes Oglio-Ufer.

20. In dunklen Gneisen der Tonaleschiefer, die N 80 W streichen und 70 S fallen, System von Stufenharnischen, N 8—15 O streichend, 60 O fallend. Die Streifen schwanken zwischen 25 und 40 N-Fallen. Die W-Schollen sind relativ nach S bewegt. In denselben Felsen findet sich aber noch ein zweites Harnischsystem mit N 65 W-Streichen und 75 S-Fallen. (Stellenweise mit N 50—65 W-Streichen bei 75—78 S-Fallen.) Auf diesen Harnischen liegen die Streifen zum Teil flach, zum Teil fallen sie mit 23 nach O ein. Die Stufen sind zu undeutlich, um eine Bestimmung der Verschiebungsrichtung zu gestatten. Immerhin geht aus den Angaben hervor, daß das Gebirge in große Blöcke zerdrückt ist, die sich auf allen Trennungsflächen aneinander entlangbewegt haben.

Tonaleschiefer unterhalb Incudine (rechtes Ufer).

21. Von der Landstraße zweigt ein Karrenweg nach Monno ab. Dort ist in einer Runse die Tonalelinie selbst erschlossen. Auf der einen

Seite stehen Kohlenstoffphyllite der Edoloschiefer an, auf der anderen ein sehr quarzreiches Gestein, offenbar eine aplitische Grenzfacies eines Biotitgranites. Die Zerdrückung der Phyllite und die Zerstückelung des quarzreichen Nebengesteins sind ungewöhnlich intensiv. Im letzteren maß bzw. visierte ich folgende Harnische: a) Doppelharnisch N 80—85 O-Str. bei 40 ° N-Fallen. b) N 50 O, steil N-Fallen (ungenau visiert). c) N 20 O, steil N-Fallen. d) N 70 O, steil N-Fallen. e) N 85 O, steil N-Fallen. Außerdem sind noch viele andere Harnische vorhanden. Das ganze Gestein ist in eine Unzahl von Blöcken und Scherben zerlegt, die sämtlich aneinander entlang geglitten sind. Streifen undeutlich. Aber selbst wenn sie vorhanden wären, ist es klar, daß sie über die Bewegungsrichtung des Gesamtgebirges keine Auskunft geben könnten, da zweifellos jede einzelne Scholle eine etwas abweichende Bewegung durchgemacht hat. Bedeutsam scheint nur die Tatsache, daß all die gemessenen Harnische in nördlichen Richtungen fallen. Steigt man aber in derselben Grenzrunse zwischen dem aplitischen Granit und den zerdrückten Schiefern höher hinauf, so findet man oben in demselben Granit einen ebenfalls ganz von Harnischen und Klüften durchzogenen Aufschluß. Ich maß in ihm: a) N 86 O-Str. und im oberen Teil steiles, im unteren mittleres S-Fallen, also eine Form, die im kleinen genau den listrischen Flächen entspricht. b) N 85 O-Str., ungefähr saiger. c) System, N 10 O-Str., ungefähr saiger, aber auch nach beiden Seiten fallend. d) N 78 W-Str., mit über 70 S-fallend, aber im Fallen etwas verbogen. e) N 50 O, ziemlich steil N-fallend. f) N 60 W, 30 N-fallend. Dazu kommen noch viele andere, nicht mehr gemessene Harnische und Klüfte. Das Ganze ist also maßlos zerbrochen und verrutscht. Obwohl die Tonalelinie unmittelbar daneben in etwa N 70 O verläuft, ist kein Vorherrschen der dieser parallelen Harnische und Klüfte zu erkennen.

22. Geht man von der Grenzrunse des Punktes 21 auf dem von Monno kommenden Karrenweg talaufwärts (nach unten), so kommt man zu einer zweiten Runse, in der etwas oberhalb des Weges weißer Marmor ansteht. Er ist ebenfalls unglaublich zerdrückt und zertrümmert. Ich maß in ihm folgende Kluft- und Harnischsysteme: a) N 75 W, 25 S-Fallen (erstes Hauptsystem). b) N 85 W, 40 N-Fallen (zweites Hauptsystem). c) N 75 O, 65 N-Fallen. d) N 20 W, 55 W-Fallen. Dicht daneben verläuft als Grenze gegen den aplitischen Granit ein gebogener Harnisch mit etwa N 20 O-Streichen und ganz steilem W-Fallen. Der Marmor ist an dieser Grenze völlig zerrieben.

Valle del Bitto di Gerola (Veltlin), unterhalb Pedesana.

23. Harnisch im Gneis an der Landstraße. N 37 W, 67—90 O-fallend, also sehr stark gebogen. Streifen flach, teils N-, teils S-fallend. Ostscholle relativ südwärts bewegt.

24. Im selben Tal, an der Landstraße unterhalb Sacco, neben neuerbautem Haus, große Streifenharnischwand mit undeutlichen Stufen, N 37 O-Str., ganz steil N-fallend. Die Streifen fallen flach nach beiden Seiten ein.

Zusammenfassung der wichtigsten Ergebnisse.

Gebogene Harnischstreifen mit großen Krümmungsradien sind in manchen Gebieten der Faltengebirge häufig. Sie deuten wohl fast immer auf drehende Bewegungen der aneinander entlang bewegten Schollen und beruhen darauf, daß die Scheerungsklüfte stark gefalteter Gebirge meist mehrere Systeme bilden. Die Klüfte eines jeden dieser Systeme wird zwar oft, aber nicht immer, untereinander grobparallel und divergent zu den Klüften der anderen Systeme. Unter diesen Umständen können sich die Schollen unter demselben orogenetischen Impuls nicht parallel bewegen, sondern in verschiedenem Sinne, und zwar in der Richtung des geringsten Widerstandes. Bei unregelmäßiger Gestalt der Schollen wird sich selbst für eine mechanische Einheit diese Richtung während der Bewegung ändern können; und das kann zu Knickungen oder Krümmungen der Streifen führen. Harnische mit sehr kleinen Krümmungsradien der Streifen sind allerdings bisher nur ganz selten in der Literatur beschrieben worden. Kehren in ihnen die Bewegungskurven in sich zurück (z. B. Radotin), so handelt es sich dabei vermutlich um plötzliche elastische Bewegungen der parallel zur Harnischfläche bewegten Schollen. Doch sind selbst in Radotin dauernde Deformationen mit den elastischen Bewegungen verbunden. Sowohl auf benachbarten Harnischflächen wie auf ein und derselben Fläche können die Streifen an verschiedenen Stellen verschieden orientiert sein.

Aus diesen Beobachtungen geht hervor, daß man die Richtung der Harnischstreifen nicht ohne weiteres mit der Bewegungsrichtung größerer Gebirgsschollen identifizieren darf. Auffällig konstant ist aber selbst bei etwas verschieden orientierten Harnischen größerer Schollen die Seite, nach der die Stufen der Harnische gekehrt sind. Bei der sehr großen Zahl der Stufenharnische in dem hauptsächlich in der Arbeit berücksichtigten lombardischen Alpengebiete liefern daher die Stufenharnische ein vorzügliches Mittel, um die relative Transportrichtung der Schollen zu bestimmen.

Die Ausdrücke „Erdbebenautogramm" oder „Seismogramm" sind für Harnische nicht anwendbar, und zwar weder für geradlinig gestreifte, noch für Harnische mit schwach oder stark gekrümmten Streifen. Denn ganz abgesehen davon, daß das echte „Seismogramm" ja ein Bild der Erdbebenwellen geben will, während hier nur die Bewegungsrichtung der Schollen aufgezeichnet ist, weiß man bei keinem Harnisch, ob seine Bildung mit einer Erdbebenerschütterung der Erdoberfläche verbunden war. Bei sehr vielen Harnischen wird sich die Schollenbewegung so langsam vollzogen haben, daß ein eigentliches Erdbeben nicht mit der Verschiebung verbunden war. Umgekehrt aber werden bei vielen Erdbeben die unterirdischen Verschiebungen geradlinige Streifen erzeugen. So bleibt nur der ursprünglich von Sueß gebrauchte Ausdruck „Bewegungsautogramm" übrig; dieser gilt aber für alle Harnische.

9. EWALD, RUDOLF. Die geodynamischen Erscheinungen des krystallinen Odenwaldes als Beispiel einer geoisostatischen Ausgleichsschwingung. Goldmark 1·50

10. VOELCKER, ILSE. Über eine ganz junge Verwerfung bei Rauenberg im Kraichgau. Goldmark 0·3

11. LIEBMANN, HEINRICH. Die Aufschließung von Differentialinvarianten. Goldmark 0·50

Abteilung B. Biologische Wissenschaften.

Jahrgang 1923.

1. KOSSEL, A. und R. E. GROSS. Über die Darstellung und quantitative Bestimmung des Arginins. Goldmark 0·3

Von Jahrgang 1925 ab findet die Trennung in Abteilung A und B nicht mehr statt.

Jahrgang 1925.

1. HEFFTER, LOTHAR. Zur absoluten Geometrie II. Goldmark 0·50
2. ROESER, ERNST. Die komplementären Figuren der nichteuklidischen Ebene. Goldmark 0·50
3. FLADT, KUNO. Neuer Beweis für die Zuordnung von rechtwinkligem Dreieck und Spitzeck in der hyperbolischen Elementargeometrie. Goldmark 0·30.
4. SALOMON, WILHELM. Beobachtungen über Harnische. Goldmark 0·70

Abhandlungen
der Heidelberger Akademie der Wissenschaften

Mathematisch-naturwissenschaftliche Klasse

Abteilung A

12. MOHR, ERNST. Über den Zusammenhang zwischen der Struktur und den morphologischen Merkmalen des Diamanten. 1924. Goldmark 3·50

Druck: Hermann Böhlaus Nachfolger Hof-Buchdruckerei G. m. b. H. Weimar.

FSC
www.fsc.org
MIX
Papier | Fördert gute Waldnutzung
FSC® C083411

Zeitfracht Medien GmbH
Ferdinand-Jühlke-Straße 7
99095 Erfurt, Deutschland
produktsicherheit@kolibri360.de